CAUTERETS

PAR

Le Docteur E. MONIN

SECRÉTAIRE GÉNÉRAL DE LA SOCIÉTÉ FRANÇAISE D'HYGIÈNE
CHEVALIER DE LA LÉGION D'HONNEUR, OFFICIER DE L'INSTRUCTION PUBLIQUE

« ...Toto canitur nomen in orbe tuum »

OVIDE

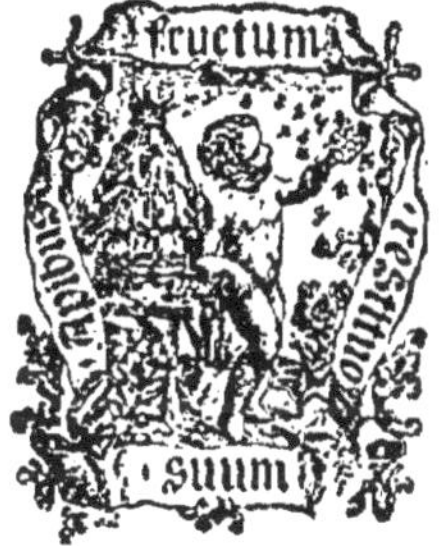

PARIS

SOCIÉTÉ D'ÉDITIONS SCIENTIFIQUES

DE L'ÉCOLE-DE-MÉDECINE

RUE ANTOINE-DUBOIS, 4

—

1896

Tous droits réservés.

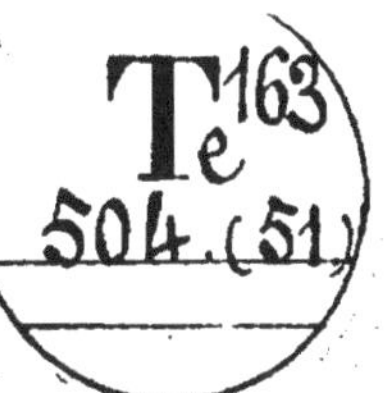

CAUTERETS

PAR

Le Docteur E. MONIN

SECRÉTAIRE GÉNÉRAL DE LA SOCIÉTÉ FRANÇAISE D'HYGIÈNE
CHEVALIER DE LA LÉGION D'HONNEUR, OFFICIER DE L'INSTRUCTION PUBLIQUE

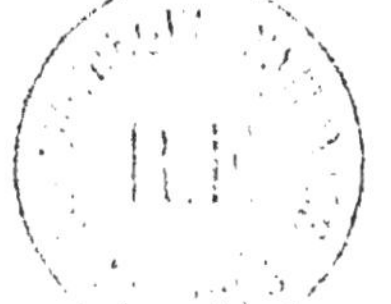

« ...Toto canitur nomen in orbe tuum »

OVIDE

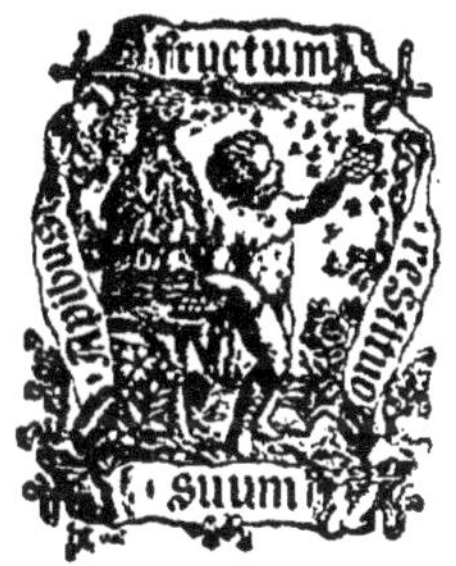

PARIS

SOCIÉTÉ D'ÉDITIONS SCIENTIFIQUES

PLACE DE L'ÉCOLE-DE-MÉDECINE
4, RUE ANTOINE-DUBOIS, 4

—

1896
Tous droits réservés.

CAUTERETS

PAR

Le Docteur E. MONIN

« *Quand on ne veut tromper personne, on dit les choses*
« *telles qu'elles sont.* »

BORDEU (X⁰ lettre)

I. — SITUATION. — CLIMAT. — HISTOIRE.

Cauterets est une jolie petite ville de 1800 habitants, pittoresquement assise au bord du gave du même nom, dans un vallon du département des Hautes-Pyrénées et couronnée de superbes montagnes boisées d'arbres magnifiques. La réputation indiscutée de cette station sanitaire tient surtout (en dehors du mérite de ses eaux, qui est une question d'observation médicale) : 1° à ses inépuisables ressources thermales, qui peuvent fournir, par jour, plus de 4,000 douches et bains sulfureux ; 2° à ses admirables environs, dont les sites (vallée d'Argelès, cascade de Cerizet, lac de Gaube, pont d'Espagne, etc.) figurent parmi les plus grandioses de notre pays. Cette dernière condition est assez importante pour le médecin philosophe, inhabile à dichotomiser le physique et le moral : avant tout, le malade chronique doit être dirigé vers une station propre à débarrasser son âme de toute méditation noire et à ramener en lui la joie de vivre, condition primordiale de la guérison.

Le ravissant pays de Lavedan, long et sinueux, orienté du Nord au Midi, dominé par une double chaîne de montagnes, se trouve entre 500 et 1000 mètres au-dessus du niveau de la mer : Cauterets est exactement à 980 mètres. C'est, après

Baréges et le Mont-Dore, la station thermale française la plus élevée. A cette hauteur, chacun sait que certaines précautions vestimentaires sont exigibles, principalement le soir et le matin, qui peuvent être très frais, même au milieu des plus fortes chaleurs estivales. En revanche, l'air de Cauterets est très pur, la luminosité considérable, le rayonnement intensif. Il s'agit d'un climat essentiellement tonique pour la peau et pour la nutrition tout entière ; capable d'invigorer les cœurs mous et d'amplifier les incapacités respiratoires ; de solliciter, en conséquence, une crase sanguine perfectionnée ; de corser l'appétence ; d'assurer l'équilibre nerveux ; de régulariser, peu à peu, le sommeil, en harmonisant tous les échanges organiques. L'altitude de mille mètres convient aux neurasthéniques, aux sujets dont le thorax est étriqué et mal bâti, à tous ces candidats à la phtisie ou à la déglobulisation, soit par hérédité, soit par surmenage d'excès mondains ou de labeurs exagérés. A Cauterets, tous ces infirmes trouveront les éléments, vivifiants et sédatifs, de guérison et de prophylaxie.

Aux tousseurs, Cauterets offre les avantages d'une pression atmosphérique assez constante (puisque, dans les quatre mois de la saison thermale, elle ne varie guère qu'entre 688 et 694^{mm}.). Plus de la moitié des jours s'écoule sous un ciel sans nuage : ce n'est que rarement que le soleil reste complètement caché. Peu de brouillards, peu d'orages, peu de poussières, peu de vent. C'est, au total, un petit *Davos* d'été, avec les eaux en plus. En se garant du froid nycthéméral, en portant toujours, sur un bras, un vêtement supplémentaire ; en secondant, par le régime de laine, l'action diaphorétique de la balnéation, tout le monde, même le sujet le plus faible, peut supporter le climat, endurcissant et rédempteur, de Cauterets.

Le pays est idéalement disposé pour l'application de la méthode bavaroise de Œrtel, si favorable aux cardiopathes, aux dyspnéiques, aux polysarciques. Un système de rampes et de lacets, repéré sur les sentiers et promenades les plus agréables des environs, permettra, à l'instar des stations allemandes (au moyen de poteaux et disques indicateurs) de doter, prochainement, Cauterets d'un élément sanitaire de plus, puisé dans la classe importante des agents physiques.

Depuis bien longtemps, d'ailleurs, à l'imitation de nos voisins, la cure de petit-lait existe déjà dans la station pyrénéenne, au grand avantage de la clientèle, qui trouve, dans ce régime laxatif et diurétique, un appoint des plus utiles pour la réaction salutaire des forces médicatrices.

Une ère de prospérité nouvelle s'ouvre, d'ailleurs, pour Cauterets, actuellement entre les mains d'une société financière qui ne négligera rien pour y multiplier les éléments curatifs et, parmi eux, ces attractions et distractions diverses, qui corroborent si bien les ressources médicales :

« Le superflu, chose très nécessaire »,

comme dit le bon La Fontaine....

Cauterets qui, dans la pléiade hydrologique pyrénéenne, détient incontestablement le droit d'aînesse, entend bien, aujourd'hui, se maintenir au premier rang, surtout au point de vue thérapeutique. Connues, assurément, de toute antiquité et déjà en pleine vogue sous Charlemagne, ses eaux apparaissent très fréquentées au Xe siècle, à une époque où les plus célèbres stations médicales romaines gisaient en ruines. Au XVIe siècle, la reine Marguerite de Navarre, sœur de François Ier, tient sa cour à Cauterets et écrit, près de la « fontaine d'Amour », son immortel Heptaméron. Les rois d'Aragon et de Navarre, Henri IV, Rabelais, le duc de Richelieu, Choiseul, Montesquiou, etc..., et, à notre époque, la reine Hortense et le roi Louis de Hollande, M. Thiers, les princes d'Orléans, M. de Mohrenheim, etc., etc., ont été ou sont des fervents de Cauterets. Plus de 20.000 étrangers demandent, annuellement, la santé à ses eaux thermales, dont la grande variété réduit, au *minimum*, les contre-indications : plus sédatives qu'excitantes, les sources de Cauterets n'ont jamais la traîtrise de certaines sulfureuses, coupables d'accidents fréquents, malgré toutes précautions.

A l'occasion, d'ailleurs, des principales affections traitées à Cauterets, je déduirai, comme de juste, les contre-indications courantes.

Dédaigneux des appréciations fantaisistes, désireux d'abord, de renseigner *exactement* mes confrères, j'ai cru devoir appuyer, solidement et exclusivement, cette courte esquisse, sur l'autorité expérimentale des médecins qui se succédèrent à Cauterets depuis un siècle. Je n'aurai pas l'ingratitude de ne point remercier, à ce propos, l'aimable secrétaire de la Société médicale, pour les nombreux documents qu'il a su mettre à ma disposition fort gracieusement.

II. — LES RESSOURCES THERMALES.

Par son exubérance de sources minérales, Cauterets mérite le nom de « Ville thermale par excellence ». Vingt-quatre sources distinctes y fournissent, journellement, un véritable fleuve de plus d'un million et demi de litres d'eau sulfureuse silicatée chaude, qui sert à alimenter neuf établissements. Et, chose précieuse, dans ces 24 sources, non seulement tous les tons de la gamme sulfureuse, mais encore toutes les variations de la thermalité, se trouvent représentés. Ces conditions naturelles permettent, au plus haut point, d'éviter les manœuvres de chauffage, de refroidissement, d'addition d'eau ordinaire et de manipulations diverses, qui compromettent si singulièrement la personnalité, assez chatouilleuse, des eaux minérales (*nymphes bâtardes* des vieux auteurs).

Monosulfurées alcalines, les eaux de Cauterets renferment, toutes, du sulfure de sodium (de 10 à 23 milligrammes par litre), des silicates et carbonates alcalins, et, comme gaz libre, beaucoup d'azote et très peu d'hydrogène sulfuré. Une particularité qui frappe tous les observateurs, depuis Orfila, c'est la faible proportion des matières minérales dissoutes, eu égard à l'étonnante énergie thérapeutique des eaux.

Douces et onctueuses à la peau, elles émettent une odeur sulfureuse faible et leur goût est fort agréable. A propos de l'odeur faible, n'oublions pas que l'intensité sulfureuse, à l'olfaction, est surtout en rapport avec la rapidité de décomposition des eaux, c'est-à-dire avec leur faible stabilité. C'est aussi parce qu'elles sont fort stables que les eaux de Cauterets ne blanchissent pas à l'air : elles ne précipitent pas leur soufre, qui reste à l'état de dissolution intime.

Leur température varie de 34° à 56°. Elles sont très fortement chargées d'électricité. Riches, ainsi que je l'ai dit, en gaz azote, auquel elles doivent, peut-être, leurs propriétés toni-sédatives, les sources de Cauterets sont également fournies en argon et en hélium, nouveaux corps minéraux, rares dans les eaux ordinaires, et dont l'action organique est, d'ailleurs, encore un mystère : MM. Bouchard et Troost ont constaté cette présence, qui ouvre de nouveaux aperçus sur la composition des eaux minérales (*Acad. des Sciences*, séance du 8 septembre 1895). C'est, en tout cas, une hypothèse de plus, pour expliquer, sinon le *quid divinum* des eaux thermales en général, du moins certains effets *totius substantiæ*, fréquemment réalisés par Cauterets.

Pour M. Béchamp, les sources de cette station renfermeraient de l'acide sulfhydrique libre, en présence de soude libre : cette opinion est aussi celle de M. Garrigou. Quoiqu'il en soit, toutes les sources sont alcalines, et d'autant plus qu'elles sont moins sulfureuses. L'alcalinité leur est surtout conférée par le silicate de soude, dépuratif et antiseptique. On trouve aussi, dans presque toutes les sources, la lithine, l'alumine, le brôme, l'iode et l'arsenic en quantités pondérables (*Voir plus loin*).

Les différences de sulfuration suffisent, d'ailleurs, à diversifier les effets cliniques et à expliquer les résultats, d'apparence protéiforme, que savent en obtenir nos habiles confrères de Cauterets. On peut, toujours, comme au siècle dernier « calmer, dans cette station, la susceptibilité nerveuse d'une petite maîtresse et exciter, en même temps, les forces d'un hercule ». C'est aussi pourquoi le traitement hydrothermal de Cauterets est souvent variable et toujours progressif : avant d'instituer une cure intensive, on tâte, habituellement, la susceptibilité idiosyncrasique du client.

Avant de décrire, sommairement, les ressources hydrobalnéaires énormes de la station, je dois prévenir mes lecteurs que la « Société nouvelle des Thermes » inaugure actuellement des travaux de la plus haute importance (1.400.000 fr.) qui lui sont imposés, par son cahier des charges, pour l'amélioration des divers établissements. De plus, de Pierrefitte à Cauterets et de Cauterets à la Raillère, fonctionneront, prochainement, de coquets raillvays, à traction électrique.

Les installations actuelles suffisent, d'ailleurs, largement à tous les besoins. Qu'on en juge par cette énumération des principales sources :

La Raillère, avec buvette au griffon et 38 baignoires, hall de gargarisoirs pour 200 personnes à la fois (39°).

Mauhourat (50°), 2 buvettes (source plus alcaline et moins sulfureuse que la Raillère).

Vieux-Bois, avec six cabinets de bains et douches.

Nouveau-Bois, annexe de La Raillère (42°), 12 bains et douches.

Le Pré (48°5) source très abondante, avec installation balnéaire complète (2 douches, 17 cabinets de bains, etc.).

Le Petit-Saint-Sauveur (une buvette, 16 baignoires, etc...) la seule source d'une température inférieure à celle du corps humain (34°5).

Les Œufs, établissement monumental et central, sur l'Esplanade, alimenté par 6 sources (groupe des Œufs) donnant ensemble 550,000 litres par jour ; 5 grandes douches, 30 petites, 20 cabinets de bains ; piscine de 160 m. c., à eau thermale courante de 25 à 30°, l'une des *plus belles piscines de l'Europe*.

Telles sont les sources de l'Ouest (mont Péguère).

A l'Est (Pic des Bains) émergent les établissements de :

Pause (42°) 30 baignoires et 2 grandes douches ; (Pause-Vieux).

César et les Espagnols (47°5-46°5) alimentent les Thermes de César (2 buvettes, 5 grandes douches, 12 petites) 24 baignoires, 2 salles de pédiluves à eau courante, salle de humage, de pulvérisations, d'irrigations nasales, etc.

Le Rocher, toni-sédatif et *Rieumisel*, peu actif, sont, (avec un filet de César), exploités aux Néo-Thermes.

En résumé :

— Buvettes de la Raillère, Mauhourat, César, Espagnols, Rocher, Pré, etc. (avec installations pour le gargarisme).

— Bains à la Raillère, aux Thermes, aux Néo-Thermes, aux Œufs, au Bois, au Petit-Saint-Sauveur, au Pré, à Pause.

— Douches, grandes et petites, aux mêmes établissements, sauf la Raillère et le Petit Saint-Sauveur.

— Humage, pulvérisation aux Thermes, aux Néo-Thermes, au Pré.

— Piscine aux Œufs.

— Pédiluves à eau courante (Thermes, etc.), douches spéciales, Thermes, (Néo-Thermes, Œufs, Petit-Saint-Sauveur), bain électrique, bains de vapeur, massage aux Thermes, etc.

On voit que M. Durand-Fardel n'a pas exagéré quand il a écrit : « Au point de vue de la multiplicité et de la variété des applications, Cauterets présente des ressources infinies ».

Toutes les sources de Cauterets sourdent du terrain primitif, granitique ou schisteux, mélangé de calcaires et de roches métamorphiques.

Les analyses, comme il sied à une station anciennement célèbre, ont tenté les plus savants spécialistes : Anglada, Orfila, Boullay, les Byasson, Réveil, Filhol, Lefort, Ossian Henry, Latour, Béchamp, les divers chimistes de l'École des mines, Dubourcau, Wilm, Garrigou (et j'en passe, assurément) ont, tour à tour, tenté d'arracher à la nature le secret de ses miracles curatifs. Comme les différences de ces analyses sont assez peu importantes au point de vue chimique, je donnerai simplement, ici, la composition moyenne des deux sources *les plus bues*, la plus sulfureuse (*La Raillère*) et la plus alcaline (*Mauhourat*). *A duobus, discite omnes :*

SOURCE DE LA RAILLÈRE

TEMPÉRATURE 40° — EAU 1 LITRE

Sulfure de Sodium	0,0177
Sulfure de Fer	traces
Chlorure de Sodium	0,0598
Chlorure de Potassium	traces
Carbonate de Soude	traces
Sulfate de Soude	0,0467
Silicate de Soude	0,0081
Silicate de Chaux	0,0324

Silicate de Magnésie..........................	traces
Borate de Soude.............................	traces
Iodure de Sodium	traces
Fluorure de Calcium.........................	traces
Silice......................................	0,0195
Matière organique..........................	0,0350
Phosphate de Chaux.........................	traces
Phosphate de Magnésie......................	traces
TOTAL......................	0,2192

Gaz azote....   22 c. c. 50
Gaz oxygène.   traces

SOURCE DE MAUHOURAT

TEMPÉRATURE 50° — EAU, 1 LITRE

Sulfure de Sodium.......................	0,0135
Sulfure de Fer	0,0604
Chlorure de Sodium.........................	0,0800
Chlorure de Potassium......................	traces
Carbonate de Soude.........................	traces
Sulfate de Soude...........................	0,0075
Silicate de Soude..........................	0,0625
Silicate de Chaux..........................	0,0450
Silicate de Magnésie.......................	0,0007
Borate de Soude............................	traces
Iodure de Sodium...........................	traces
Fluorure de Calcium........................	traces
Phosphate de Chaux.........................	traces
Phosphate de Magnésie......................	traces
Matière organique..........................	0,0400
TOTAL	0,2556

Gaz azote....   23 c. c., 90
Gaz oxygène.   traces.

Toutes les sources de Cauterets (et principalement les plus usitées en bains) sont riches en barégine ou *glairine* sulfureuse, matière organique *vivante* à laquelle il n'est pas exorbitant de reconnaître certaines qualités topiques calmantes et résolutives.

Au point de vue clinique, il faut envisager deux groupes de sources :

1° Les *sulfureuses*, fixes et absolument stables (César, la Raillère, les Espagnols) ; elles conservent leur monosulfure et fournissent des bains toujours stimulants ;

2° Les eaux *sulfitées*, alcalines (*dégénérées* de certains auteurs) : Petit-Saint-Sauveur, le Rocher, le Bois, Pause. Onctueuses et toni-sédatives, ces eaux voient leur sulfure se transformer, à l'air, en sulfite et en hyposulfite de soude.

Parmi ces dernières, il faut faire une place à part à la source de Mauhourat (mauvais trou), réservée uniquement pour la boisson. Cette source, désulfurée et peu alcaline, riche en silicate de soude et en gaz azote (voir, plus haut, l'analyse), est *d'une spécificité populaire contre les dyspepsies* (C. James), et notoirement sédative du plexus solaire et du système circulatoire.

La saison de Cauterets est de 4 mois environ (Juin à Septembre compris) : Juin et Septembre étant plus sujets à être troublés par les pluies, je conseillerai aux grands malades de choisir plutôt Juillet ou Août (cure de 3 à 4 semaines).

III. — ACTION ORGANIQUE, INTUS ET EXTRA.

Toutes les applications hydrominérales dont une station est susceptible, se trouvent réalisées à Cauterets. Mais on peut dire que, pour les effets thérapeutiques, la boisson a le pas sur les moyens balnéaires et autres, qui ne font que corroborer ses remarquables effets sur notre « milieu intérieur ».

A doses modérées et progressives (1/2 à 4 verres *pro die*) les sources de Cauterets excitent l'estomac et la digestion, augmentent le fonctionnement intestinal et la diurèse, accélèrent le pouls et amplifient la respiration, non sans déterminer, parfois, une légère irritation de la gorge et de la trachée. Secondairement, on observe que l'action se résume en somme, en deux termes : pouvoir éliminateur, pouvoir parasiticide. Les silicates alcalins et le monosulfure de sodium rendent parfaitement compte de ces effets. Bien plus, l'élément *soufre* semble, dans les eaux de Cauterets, exister sous un état moléculaire éminemment absorbable par nos tissus albuminoïdes : on peut, au moyen de ces affinités (hypothèses de *l'état naissant* ou de *l'allotropisme*) expliquer, chimiquement, les effets prompts et complets de régénération, opérés dans l'intimité profonde de nos cellules vivantes. Ces phénomènes ont été fréquemment exprimés par ces mots : les eaux de Cauterets sont des eaux *nutrimentaires*.

Sur bon nombre de buveurs, elles déterminent une sorte d'agitation nerveuse et fébrile, souvent accompagnée de sueurs et d'insomnie ; Bordeu aimait à comparer ces symptômes aux effets énervants du café. Chez d'autres clients de la station, on observe plutôt une sorte d'ébriété, essentiellement passagère, avec vertiges, céphalée, entrain de la cérébration et notable excitation génésique (*in utroque sexu*). Au bout de quelques jours, on assiste à des effets moins perturbateurs et plus définitifs : suppression de l'inappétence et des pesanteurs stomacales ; arrêt de l'amaigrissement, de l'anémie et des palpitations ; amendement de l'atonie générale, et, pour tout dire en un mot, recul visible des dyscrasies constitutionnelles.

La composition variée des sources permet au praticien expérimenté d'établir, aux nombreuses buvettes, une sorte de roulement, dont je ne saurais entreprendre, ici, le délicat exposé clinique. Disons seulement que la Raillère convient aux catarrhes et bronchites chroniques, affections rhinopharyngolaryngées ; Mauhourat aux dyspepsies, gastroentéralgies, chlorose, arthritisme général, affections urogénitales ; César est l'eau des asthmatiques, des bronchorrhéiques, des granuleux et des herpétiques : le Rocher convient aux tousseurs irritables, aux tuberculoses de début, compliquées de neurasthénie ; aux eczémateux, surtout de complexion bilieuse, etc., etc.

Chemin faisant, nous retrouverons ces diverses applications dans les chapitres voués aux indications thérapeutiques de la grande station pyrénéenne.

L'action du bain de Cauterets est aussi fort puissante. Les

anciens limitaient, comme chacun sait,, à la balnéation, l'usage des thermes naturels : or, pendant tout le moyen-âge, cette longue nuit de la vie thermale (ce passé morbide, « mille ans d'inhumanité », *Michelet*), les thermes de Cauterets ne cessèrent d'être fréquentés par l'élite de la société d'alors.

Le bain tiède de minéralisation moyenne (César, les Œufs), assouplit la peau, détend les muscles, stimule doucement le système nerveux. C'est le tonique névrosthénique, créé spécialement pour les débilités ; il excite merveilleusement les réactions modificatrices des tissus malades. qu'il ramènera, graduellement, à leur état physiologique. En suractivant l'ensemble de la nutrition, il restitue les forces défaillantes et augmente la résistance vitale ; c'est, au total, une sorte de « thériaque métallique », qui manifeste surtout son pouvoir par l'intermédiaire des extrémités nerveuses de la peau, point de départ de tant de reflexes curatifs !

D'ailleurs, délicieusement humectant et adoucissant, grâce à ses glaires organiques, le bain de Cauterets ne tarde guère à rétablir les fonctions respiratoires de la peau, amoindries et perturbées, chez les rhumatismants, les herpétiques, les catarrheux anciens. Voilà pour le bain tempéré (César, Œufs). Pris aux griffons (la Raillère, le Pré, etc.), le bain semble plus franchement excitant. Quant aux sources « dégénérées » (Petit-Saint-Sauveur, Bois, etc...), riches en hyposulfites, elles sont plus nettement hyposthénisantes et sédatives.

En résumé, le bain doit toujours compléter l'influence de l'eau en boisson. « Tout le monde *boit* à Cauterets, dit le Dr Guinier ; un tiers au plus *se baigne* : ce qui n'est pas boisson est considérée comme accessoire de la cure ». Mais, « par un choix judicieux des fontaines, par une posologie rationnelle, par la combinaison des divers procédés balnéaires, on arrive toujours à doser la stimulation et à réaliser une véritable gamme chromatique » (Dr Miquel-Dalton).

D'ailleurs, dès qu'il s'agit de dériver le sang vers la peau (révulsion comparée parfois à celle des grandes ventouses, dites de Junod) ; dès qu'il importe d'exciter une néoformation épithéliale, de calmer les nerfs terminaux cutanés, de favoriser d'utiles éliminations, pouvons-nous renoncer au bain et nous priver de ses salutaires ressources? Borie a, depuis longtemps, observé qu'il aide et dispose le corps à recevoir et à tolérer l'impression intérieure de la boisson minérale de Cauterets.

Après la thermalité naturelle et la minéralisation, l'électricité (Armieux, Gigot-Suard, Daudirac) a été l'élément curatif le plus volontiers invoqué, pour expliquer l'action, vraiment galvanisatrice, sur les nerfs de la vie organique et sur les vaso-moteurs. Becquerel a, d'ailleurs, prouvé que les courants électrogènes sont bien plus accentués dans les eaux monosulfurées que dans les polysulfurées.

A la piscine des Œufs, la société et la natation surajoutent leurs effets, moraux et physiques, bienfaisants, aux effets du bain minéral : la piscine convient surtout aux anémiques, aux nerveux, aux déprimés, dont elle noie les idées noires et exalte le sens musculaire plus ou moins débilité.

L'action de la *douche* ressemble à celle du bain, quoique moins profonde et plus perturbatrice sur le système capillaire. Ses effets immédiats varient, du reste, considérablement, selon la pression utilisée, la grosseur des jets, les percussions générale ou locale, etc.. Après la douche chaude, tous les médecins de Cauterets s'accordent à recommander le repos au lit de 40 à 60 minutes.

Pour apaiser la sensibilité nerveuse, surexcitée par le traitement thermal, on conseille souvent les bains sédatifs de l'établissement du Rocher.

Une tradition de Cauterets (Pré, Thermes), ce sont les *demi-bains*, dont on comprend aisément le rôle révulsif : les phtisiques, en général, supportent bien mieux les demi-bains et les douches tempérées que les grands bains. Comme décongestifs des poumons, on a aussi recours aux bains de pieds à eau courante. Les bains de siège, douches ascendantes, etc.. conviennent aux affections pelviennes principalement.

L'inhalation ou *humage* (séances de 10 à 30 minutes) est fort en honneur à Cauterets, qui fut la première station dotée de bons appareils dans ce but. Les effets du humage ressortissent, pour une large part, au pouvoir de ce gaz, éminemment *aseptique*, l'azote, qui renforce les éléments cellulaires des muqueuses et neutralise l'hyperesthésie nerveuse (ainsi que les médecins espagnols l'ont, surtout, observé, dans leur station azotée de Panticosa). Quoiqu'il en soit, le humage facilite la respiration et l'expectoration ; il enlève aux muqueuses leur sécheresse et leurs picotements ; il transforme les crachats purulents en crachats séro-muqueux. Il représente la médication définie par Bordeu : déplétive, éliminatrice, eupnéique et béchique. Sous son influence, la phonation redevient claire et facile, les poussées fluxionnaires s'apaisent et l'arbre bronchique se lubréfie. Le humage est, parfois, contre-indiqué chez les sujets éréthiques et nerveux à l'excès : il faut le diriger avec prudence, au début du traitement, surtout chez les vieillards et chez les sujets dont la circulation semble suspecte.

Les *pulvérisations* (en séances de 15 à 25 minutes) sont très prisées des thérapeutes, surtout depuis que Réveil a démontré que les eaux de Cauterets perdent fort peu de leur sulfuration dans les appareils, puisque certaines sources, même (Espagnols), grâce à l'impeccable stabilité de leurs sulfures, verraient même augmenter leur teneur en acide sulfhydrique sous l'influence de la pulvérisation. Celle-ci combat l'excès de sensibilité pharyngo-laryngée des angines granuleuses, facilite la déglutition, la respiration et l'émission vocale, rend la toux plus rare, moins quinteuse et plus grasse.

Les *douches naso-pharyngiennes* complètent la cure de la gorge et des poumons. Elles tiennent la tête du traitement de l'ozène et des rhinites chroniques, du catarrhe du pharynx nasal, avec ou sans inflammation des troupes. Elles sont détersives, surtout, puis, à la longue, résolutives et modificatrices.

Les *gargarismes* sont prescrits, à Cauterets, pour toutes les affections pharyngo-laryngées ; ils modifient les sécrétions glandulaires, excitent les muscles lisses à l'expulsion des mucosités, achèvent le renouvellement d'un épithélium de bon aloi, éteignent, enfin, le réflexe *toux*, qui part, si fréquemment, de l'isthme du gosier. C'est avec raison que nous voyons le gargarisme tenir une large place dans la station : rien ne vaut cet exercice comme gymnastique respiratoire. Certains habitués, même, arrivent (pour le grand bonheur du Dr Guinier), à se gargariser avec une réelle *maestria* et à rendre l'eau par le nez, à l'imitation des *cigarrilleros* de l'autre côté du pont... d'Espagne.

. . . .

Pour ne pas dépasser les limites d'un opuscule dédié à des lecteurs fort occupés, je passe, maintenant, sans transition, à l'étude des principales indications d'une station à tort confinée, pendant lougtemps, dans le traitement de la gorge et des poumons.

C'est surtout pour réviser certains états constitutionnels que Cauterets apparaît, vraiment, comme une arme puissante. Je commencerai donc par esquisser la thérapeutique *totius substantiæ*, pour terminer par la cure des divers appareils.

IV. — TRAITEMENT DE LA DÉBILITÉ ET DE L'ATONIE GÉNÉRALES

L'anémie chronique, l'asthénie nutritive, la faiblesse musculaire, l'épuisement nerveux, l'atonie générale forment la majeure partie de la clientèle fidèle de Cauterets. Cette ville d'eaux, pendant la saison thermale, fourmille surtout de Méridionaux, dont le sang est plus pauvre et dont les nerfs sont plus criards que dans le reste de notre population française.

Sauf les cas d'intolérance et de saturation hydro-minérales, les premiers effets du séjour consistent dans la stimulation des voies digestives, l'activité imprimée aux échanges, le débarras des matériaux excrémentitiels hétérogènes, par les divers émonctoires. Il en résulte, au total, une action tonique, neutralisatrice de la prédominance lympho-hydrémique, héréditaire ou acquise. Comme le remarque justement le Dr Lahilonne, le fer, dans les pâles couleurs, n'est efficace que si l'irritation vasculaire est nulle. Mais la chlorose s'établit par la dégradation de tous les éléments constitutifs du sang. C'est pourquoi le soufre et les alcalins sont également nécessaires à la modification profonde de la crase hématogène.

Les eaux de Cauterets assurent et complètent, pour ces raisons, la médication martiale, souvent impuissante parce qu'elle reste isolée.

Ce pouvoir reconstituant du plasma et des hématies est manifeste, chez les enfants malingres ou délicats : chez les femmes du monde qui souffrent de neurasthénie, de palpitations, d'hémorragies passives ; chez les jeunes filles pâles, languissantes, amaigries, anorexiques et abouliques, qu'un rien énerve ou épuise. Cette clientèle essentiellement urbaine, arrive à Cauterets avec une atonie qui fut réfractaire aux médications reconstituantes les plus consciencieuses et les plus rationnelles. Dès la première huitaine, les actes morbides s'effacent, la vitalité renaît, le goût de manger et de se mouvoir reparaît d'une manière imprévue. Et ce *remontement* n'est pas un feu de paille: c'est le signal d'une littérale reconstitution organique.

Essentiellement *stomacales* (leur réputation à cet égard, écrit Bordeu, est « aussi vieille que le Béarn »), les eaux de Cauterets sont, par cela même, indirectement restauratrices. Mais elles représentent aussi, par leur valeur propre, une médication naturelle d'assimilation. Qui peut nier l'affinité des sels sodiques pour nos organes et leur pouvoir, lent et sûr, pour réveiller les actes trophiques assoupis ? Qui méconnaît le mérite du soufre assimilable, pour rendre le terrain organique infertile aux germinations bacillaires, fortifier sa résistance, arrêter ses dégénérations, que la déchéance globulaire a, parfois, éternisées ?

L'enfance et l'adolescence, qui vibrent à tout; le sexe féminin (dont l'économie semble vouée à une minorité qui la rend assez analogue aux jeunes organismes), reçoivent, surtout, avec profit, le vivifiant coup de fouet imprimé aux constitutions *imbecillimæ materiæ*. Cauterets, en quelques semaines, les régénère, et souvent de façon décisive. On voit des enfants pâles, bouffis, aux chairs flasques, à la poitrine de poulet, au gros ventre, à la peau vulnérable et d'un irrégulier fonctionnement; des jeunes gens, sans cesse en proie

aux angines, aux bronchites, au coryza chronique, à la leu-
corrhée, aux engorgements cellulo-glandulaires, modifiés et
reconstitués, après un mois de cure thermale bien dirigée.

Les adultes et les vieillards bénéficient naturellement aussi
(quoique d'une manière moins miraculeuse), de ces phénomènes de remontement et de réfection. D'ailleurs (remarque
judicieuse du Dr Dalton), Cauterets offre, par la multiplicité
et la variété de ses ressources thérapiques, une facilité
inouïe pour la combinaison d'une *cure de famille*. Les parents
tousseurs ou arthritiques y conduiront leurs enfants, pour
leur éviter les misères pathologiques dont ils ont souffert :
ils s'y soigneront, parallèlement, pour se conserver plus
longtemps à leur affection. De retour dans leurs foyers, bai-
gneurs petits et grands ne tarderont pas à être récompensés
de leur déplacement : car la cure thermale continuera ses
bienfaisants effets « dans le silence de l'économie ». Comme
par une force acquise (c'est un pédiatre autorisé qui parle,
M. Jules Simon) « la modification imprimée se continue, au
moins pendant un mois ou deux ».

V. — SCROFULE, TUBERCULOSE, SYPHILIS

Même dans les déterminations scrofulo-tuberculeuses mar-
quées et profondes, lorsqu'elles sont plus chirurgicales que
viscérales, la cure de Cauterets est d'ordre absolument ra-
tionnel et scientifique. On guérit, à la station, les infarctus
adénopathiques, les affections ostéo-articulaires, les dyscrasies cutanées. La cure de Cauterets augmente singulièrement
l'impulsion de la circulation blanche, favorise la sanguifica-
tion luxuriante, arrête cette dénutrition étrange du système
musculaire et globulaire rouge au profit du système lym-
phatique (dénutrition qui caractérise la disposition scrofuleuse). Car ce n'est qu'en tant qu'entité morbide que nous
avons vu, dernièrement, rayer de la pathologie la *scrofulose*,
par nos modernes bactériologistes. Aucun n'est assez intran-
sigeant pour nier la scrofule *prédisposition* humorale ou de
tissus !

Chez les sujets foncièrement lymphatiques, il ne faut point craindre de pousser, à son apogée, la stimulation cutanée et muqueuse, en faisant usage des eaux les plus fortes : César, la Raillère, le Pré, les Espagnols. C'est ainsi, et seulement ainsi, que l'on peut espérer la restauration de ces constitutions molles ; leur retrempe bienfaisante, par le redressement graduel des processus de nutrition et d'assimilation. Il semble avéré que l'action, anti-bacillaire et antizymotique, du monosulfure et des silicates, s'exerce dans le torrent circulatoire, contre les germes animés, fauteurs de la néoplasie tuberculeuse. L'azote et l'électricité des eaux, l'action continue du climat d'altitude, en excitant l'hématose, en vitalisant les humeurs, en enrayant les déviations pathogéniques, en combattant, enfin, cet état de pléthore séreuse, qui mine la plupart des descendants d'arthritiques, représentent les antidotes *physiques* de la scrofulo-tuberculose, dont le soufre et la silice sont les neutralisateurs *chimiques* efficaces.

A propos de chimie, il est certain, pour moi, que le soufre (ce métalloïde dont on commence à ne plus vouloir comme corps simple), se trouve, dans les eaux de Cauterets, sous des espèces allotropiques spéciales, qui expliquent sa mystérieuse assimilabilité, et la grande force médicatrice et anti-diathésique qu'il recèle. La cure thermale réussit (comme nous l'avons vu) d'autant mieux que le sujet est plus jeune et de constitution plus malléable. Mais elle permet toujours aux strumeux de vivre en paix sans lésion grave. Elle guérit aussi les adénopathies viscérales, mésentériques (carreau, tubercules péritonéaux), ou trachéo-bronchiques (toux spasmodique et coqueluchoïde). Dans ces hybridités morbides, où la scrofule sert de support aux métissages pathologiques (lympho-arthritis, lympho-tuberculose, scrofulate de vérole, herpétis strumeux, etc.), les eaux de Cauterets font souvent sortir de leur atonie les déterminations morbides ; substituent, à un état chronique rebelle, un état subaigu, curable *per se* ; déterminent, enfin, certains actes fluxionnaires, qui entreprennent l'éradication définitive d'une inextricable diathèse.

Un état général très fréquent de nos jours, c'est l'état de prédisposition tuberculeuse : vulnérabilité pulmonaire facile,

quintes de toux, avec vomissements, état fébrile ordinaire,
avec sueurs, perte des forces, infantilisme ou féminisme de
Lorain, etc.., caractérisent cette situation, qui n'est pas encore la tuberculose confirmée, mais nous en représente déjà les
tristes prémisses. Le médecin ne triomphe de cet état complexe qu'à la faveur d'une stimulation générale harmonique.
C'est grâce à l'augment des forces assimilatrices ; c'est grâce
à une modération révulsive prudemment équilibrée, plastique
et dynamique à la fois, vitale et somatique, que l'on réfréne
de semblables imminences morbides. Il faut un nouvel asso-
lement du champ organique, il faut une imprégnation vive
d'énergie constitutionnelle, pour accomplir l'évolution cura-
tive. Mais il serait imprudent d'attendre, pour instituer la cure
cauterésienne, la constatation des microbes de Koch dans les
crachats. La moindre modification sthétoscopique, jointe à
un état de débilitation générale ; la plus légère congestion
du sommet (serait-elle d'origine nettement arthritique), doivent décider le médecin et déplacer le client....

L'air pur, calme et toni-sédatif, de la vallée pyrénéenne ;
les eaux régénératrices des fontaines de Cauterets, refont la
vigueur entamée, enraient les anomalies congestives, suppri-
ment cette dyspnée inquiétante du début, arrêtent ce syndrôme
gastrique initial, messagers de la tuberculose pulmonaire.
Remarquons aussi que, dans cette période de la pré-phtisie,
d'un diagnostic fort délicat, la scène est, presque toujours,
dominée par un état particulier de faiblesse irritable, mal-
aisé à combattre par les remèdes officinaux. Eh bien ! Cauterets sait allier, le mieux possible, le pouvoir stimulant et
le pouvoir sédatif et remplit, par conséquent, ces indications,
si opposées, qui, de tout temps, désolèrent le thérapeute
digne de ce nom. Que cette activité, tonique et sédative,
calmante et réparatrice, soit attribuée au gaz azote ou bien
à l'électricité et à la thermalité naturelles, ou encore à des
principes sulfo-alcalins animés et vivants: ou bien que l'on
invoque, une fois de plus, cette théorie, vague et vieillotte,
d'un dynamisme imprégnateur spécial : peu importe au cli-
nicien ! Ce qui l'intéresse, c'est la régularisation des fonctions gastro-intestinales, ancre de salut de tous les débilités ;
la stimulation de l'hématose, troublée chez tous les diathési-

ques : l'arrêt des *ictus* congestifs ; l'immobilisation, en un
mot, de la prédisposition, et l'éloignement de la candidature
à la phtisie...

La cure thermale, bien surveillée, ne dépasse jamais,
d'ailleurs, les limites d'une excitation physiologique saine et
favorable, puisque les praticiens les plus sagaces ne redoutent nullement (même pour les larynx tuberculeux) ces
effets incendiaires et hémorragipares, que certains spécialistes (hydrologues en chambre) semblent reprocher à toutes
les eaux sulfureuses, indistinctement. Il est certain qu'à cet
égard, Cauterets fait absolument exception : les hémoptysies
y sont très rares, et, lorsqu'elle est bien maniée, la cure thermale y est beaucoup plus antiphlogistique qu'irritante, beaucoup plus antispasmodique que perturbatrice sur les vaso-
moteurs.

Traitement de la Syphilis. — La source du Pré paraît avoir
eu, jadis, la réputation de guérir spécialement la vérole, puis-
qu'à l'époque de Th. Borde, la voix publique accusait son pro-
priétaire de garder le monopole caché de la cure des syphili-
tiques, « à l'aide d'une fontaine contenant du mercure ».

La vérité est que toutes les sources de Cauterets rendent
des services dans les syphilis rebelles, avec accidents tenaces
du côté de la peau et des muqueuses, périostites douloureuses,
paralysies oculaires, etc.. Sans être, plus que pour les tuberculoses ou les rhumatismes, une panacée toujours héroïque,
elles s'approprient exactement, par leur composition et leurs
propriétés, à la dépuration des virulences : et cela, surtout
en modifiant le terrain sur lequel une diathèse occasionnelle
a imprimé ses tristes stigmates.

En excitant la circulation capillaire cutanée ; en assurant
la tolérance et le succès des spécifiques ; en débrouillant le
chaos enchevêtré des hybridités diathésiques ; en démasquant
les symptômes qui ressortent directement de la vérole, Cauterets éloigne, assurément, les accidents tertiaires, empêche
les dégénérescences sclérogènes et rétablit assez promptement l'immunité. Quoiqu'indirect, le rôle de la cure d'eau
est important et capital : c'est une médication adjuvante de
l'iode et du mercure ; sans exciter de poussées, elle favorise
les éliminations hydragyriques et déblaie le terrain organi-

que pour l'avenir. Son action semble aussi favorable, d'ailleurs, dans le saturnisme que dans l'hydragyrisme : toutes toxémies métalliques relèvent de la cure sulfureuse, vous le savez...

Enfin, dans les cas douteux, Cauterets peut servir de moyen diagnostic, de pierre de touche révélatrice. Un bon diagnostic vaut souvent mieux que le meilleur des traitements, surtout lorsqu'il s'agit de mariage projeté, de syphilis héréditaire, etc...

En résumé, nous avons, pour le syphilitique, un atout de plus de guérison, dans la cure sulfo-alcaline dûment dirigée à Cauterets (1).

XI. RHUMATISME. — ARTHRITIS. — DYSPEPSIES.

La base du traitement balnéaire du rhumatisme, c'est une haute thermalité. Elle est amplement fournie par les Œufs et César, pour les cas torpides ; par les Espagnols, pour les nerveux. Dans les états subaigus, douloureux, les bains du Pré ont une valeur hyposthénisante à ne pas négliger. Dans les formes chroniques, invétérées, avec raideur des tendons péri-articulaires, nodosités, gonflements tendineux, sécheresse des synoviales, etc.. rien ne vaut les bains du Bois (Robert).

Que dire des contre-indications chez les cardiopathes ? Elles sont certaines dans l'insuffisance mitrale un peu avancée, avec dégénérescence commençante du myocarde et dans les affections aortiques confirmées. Mais on peut agir sans crainte, avec un peu de précaution, lorsqu'il s'agit d'endocardites récentes, chez les jeunes sujets, principalement lorsque le rétrécissement l'emporte sur l'insuffisance (Bucquoy). Combinées avec la méthode d'Œrtel, les eaux agissent même avec profit, toutes les fois que, le cœur restant mou, la tension artérielle est augmentée (aortalgies des tabagiques, des arthritiques et des artério-scléreux encore jeunes).

(1) Rappelons, d'ailleurs, que Garrigou et Duhourcau ont trouvé la présence du mercure dans l'eau du Petit-Saint-Sauveur.

Les gonflements articulaires indolents, les hydarthroses, les nodosités d'Heberden, apanage de l'arthritique (Bouchard), les myalgies, le lumbago, le torticolis, la pleurodynie, les atrophies nettement rhumatismales, etc... appartiennent au domaine curatif de Cauterets. Les eaux, outre leur pouvoir topique, agissent intérieurement, en réformant les échanges trophiques et en produisant une inversion favorable du mode nutritif, défectueux chez l'arthritique. Les eaux alcalines simples se bornent à lixivier les reins de leurs sédiments : mais Cauterets relève l'adynamie nutritive et enraie les productions uricémiques, par son action catalytique complexe sur le foie et sur les organes qui président à l'hémopoièse (source de Mauhourat à l'intérieur). Cauterets est donc plus nettement *anti-arthritique*.

La Raillère et le Bois revendiquent les rhumatismes viscéraux, la faiblesse des muscles du rachis avec paraplégie commençante (C. James), les sciatiques anciennes, les cystodynies et les cystalgies. Mais, à mon sens, aucune tradition balnéaire n'a d'autorité exclusive : en cette matière, le progrès des aménagements est toujours possible et les réformes projetées constitueront une amélioration thérapeutique longuement méditée d'ailleurs par la Société médicale de Cauterets.

L'arthritis rénal ou gastro-hépathique est, comme nous l'avons vu, surtout justiciable de Mauhourat en boisson. La dyspepsie nerveuse et les gastro-entéralgies des neuro-arthritiques, ainsi que toutes perturbations viscérales liées au plexus solaire demeurent le triomphe de ce célèbre griffon. L'atonie gastro-intestinale et la dyspepsie flatulente, qui précèdent les actasies, résistent rarement à l'eau de Mauhourat. Les auteurs signalent aussi de nombreux cas de diabète et d'albuminurie, d'origine arthritique, amendés ou guéris grâce à ladite source.

On a souvent surnommé les eaux de Cauterets des eaux *révélatrices*. Il est certain qu'au cours ou à l'issue de la cure thermale, bien des affections arthritiques, réputées chroniques et incurables, *se jugent* par une crise d'eczéma ou une poussée d'herpès, à la grande joie des malades et aussi des médecins galénistes, partisans de l'immortelle doctrine des humeurs.

C'est ce qui arrive aussi souvent pour les dyspepsies des lympho-arthritiques. Nombreux sont les clients de Cauterets qu'elles ont marqués de leur empreinte ; la dyspepsie, remplaçant d'autres manifestations de la diathèse se trouve, un beau jour, remplacée par elles. Le catarrhe gastrique et l'hyperchlorhydrie, guéris à la buvette de Mauhourat, feront place à des douleurs rhumatismales erratiques, bientôt arrêtées aux bains de César ou de la Raillère.

Mauhourat, en clinique, signifie *eupepsie*. Un vieux dicton de Cauterets dit même que « Mauhourat fait passer la Raillère », bien que la Raillère, elle-même, soit très digestible. Les deux grandes causes des dypepsies, l'inertie mécanique et la perversion chimique, sont vaincues par son pouvoir vitalisant. Toutefois, on ne constate jamais d'exacerbation gastralgique : bien plus, les flatulences, la constipation et l'engorgement passif des viscères, qui résistent aux eaux alcalines, cèdent devant l'eau silicatée. Le tube digestif, fortifié, perd sa susceptibilité nerveuse ; son jeu fonctionnel se perfectionne et son chimisme se régularise par le réveil de l'appareil glandulaire. Il est probable aussi que le gaz azote exerce sur les expansions terminales du nerf vague, une influence élective spéciale (Duhourcau).

César et la Raillère, par leurs principes sulfurés, augmentent la sécrétion biliaire et visent les dyspepsies par congestion hépatique ou exsudations récentes dans le parenchyme de ce viscère. On sait combien les manifestations du côté du foie, ainsi que les affections hémorrhoïdaires et variqueuses (obstruction porte, etc...) guettent les sujets arthritiques. On doit aussi faire grand cas de ces eaux en boisson, pour combattre les dyspepsies médicamenteuses, fréquemment causées par l'abus de l'iode, du fer, de l'arsenic. Les eaux facilitent les éliminations résiduelles, neutralisent les toxicités, réparent les effets irritatifs. De leur côté, les bains, lentement et sans secousse apparente, régularisent, au moyen de réflexes étendus, l'activité nerveuse. Cette action métatrophique insensible, que j'ai développée plus haut, cadre fort bien avec la nature constitutionnelle et insidieuse des dyspepsies ; elle est d'autant plus remarquable que ce sont toujours des cas sérieux, rebelles aux médications de l'officine, que l'on observe dans les villes d'eau. Entérites et diarrhées chroniques des pays chauds, *torpid liver* et hypérémies hépatiques des tropiques, paludisme splénique et autres lésions sérieuses, se pressent aux buvettes de la Raillère et de Mauhourat.

Cauterets est, je le sais, une station de tousseurs : mais n'oublions pas, à ce propos, que bon nombre d'affections de la gorge et des poumons ne sont, comme le pensait Beau, que des lésions ternaires greffées sur un fond dyspepsique (1).

VII. — MALADIES DE LA GORGE ET DES VOIES RESPIRATOIRES.

De tout temps, les angines, pharyngo-laryngites herpéto-arthritiques, rhinites catharrales, avec ou sans complications otiques, ont fait la grande réputation de la station. Ce n'est pas seulement l'état local des muqueuses, mais encore et surtout les dyscrasies, entreteneuses de cet état, qui sont du ressort des pratiques hydriatiques cautérésiennes. La Raillère, est, ici, victorieuse, même dans les formes les plus éréthiques, les plus névralgiques : son action, éminemment cicatrisante et rénovatrice des épithéliums, n'est jamais contrecarrée par une fluxion substitutive (angine thermale) qui reste toujours courte et peu prononcée. Les gargarismes, pulvérisations, humages, irrigations nasales, répondent aux besoins cliniques les plus difficiles, installés qu'ils sont, dans les divers établissements, avec le confort et la précision les plus modernes. Aussi, la guérison des granulations arthritiques, des amygdalites chroniques stumeuses, des rhinites et coryzas anciens, a établi, un peu exclusivement et de longue date, la personnalité thérapeutique de Cauterets. La leucoplasie buccale

(1) D'après les expériences consciencieuses faites par M. Arthus, stagiaire aux eaux minérales (*Annales d'hydrologie*, janvier 1896) l'absorption de l'eau de Mauhourat avant le repas d'épreuve abaisse l'acidité du contenu gastrique. Même avec un demi-verre, on obtiendrait des résultats très marqués. Dont avis aux hyperchlorhydriques !

rebelle, les aphtes à répétition, les herpès des premières voies ne résistent guère à des eaux capables de cicatriser promptement les lésions et de maintenir les parties saines en dehors de tout entraînement pathologique.

La surdité par catarrhe chronique de l'oreille moyenne vient, neuf fois sur dix, d'un catarrhe du naso-pharynx, avec poussées congestives de tuméfactions ; on la guérit à la Raillère, après rétablissement préalable de la perméabilité de la trompe (Bouyer), à la condition qu'elle ne soit ni trop ancienne, ni accompagnée de sclérose ou d'exsudats organisés. Les insufflations de Politzer et les cautérisations, s'il y a lieu, doivent concorder toujours avec le traitement thermal.

Je puis affirmer, après avoir lu et médité les auteurs, que dans les maladies de la gorge, l'insuccès de Cauterets reste l'exception. C'est pourquoi cette ville d'eaux est bénie des artistes lyriques et dramatiques, avocats, professeurs et prédicateurs, qui ont besoin, chaque année, de reconstituer leur voix, de résoudre un pharyngisme spasmodique professionnel, de guérir une gorge sèche, granuleuse et saumonée, de recouvrer enfin leur vigueur et dans la soufflerie pulmonaire et dans l'anche laryngée.

La Raillère, surtout, exerce une action élective sur les cordes vocales (gargarisme, pulvérisation, etc.). On y joint, volontiers, la boisson de Mauhourat, comme décongestive et résolutive. En tonifiant les muscles tenseurs et constricteurs de la glotte, le humage combat l'asynergie vocale, amende les varicosités, hyperplasies et nodules, empêche les parésies fonctionnelles des arthritiques. Les résultats de la balnéation et des douches se traduisent, de leur côté, par une vive réaction vitale, avec diminution évidente de l'impressionnabilité cutanée à l'action des agents atmosphériques et météoriques. L'hiver suivant, l'artiste et l'avocat s'étonnent d'avoir perdu leurs tendances aux enrouements et leur susceptibilité catarrhale. Ils peuvent, de plus belle, recommencer un surmenage théâtral ou professionnel, jusqu'au jour où l'ouverture de la saison de Cauterets leur crie : faire *blanchir* de nouveau leur larynx.

La réputation, dix fois séculaire, de Cauterets, pour la guérison des poumons, est prouvée, annuellement, par la pathologie comparée : tous les ans, l'Etat français envoie les chevaux fourbus et poussifs, des haras de Tarbes, faire une cure automnale de boisson à ce célèbre griffon. Les guérisons sont la règle, et je ne sache pas que la suggestion (tant invoquée par les sceptiques thermophobes) soit, ici, pour quelque chose, lorsqu'il s'agit d'étalons asthmatiques !

L'action anti-catarrhale et résolutive de la Raillère s'étend sur la totalité du parenchyme respiratoire. Elle ne va pas sans quelque excitation ; mais, avec un doigté suffisant, on peut éviter tout accident congestif. Bien plus, la Raillère est la sulfureuse de prédilection que nos maîtres conseillent pour les sujets prédisposés aux hémoptysies ; comme elle n'excite que peu la circulation, elle est précieuse pour ceux qui redoutent les accidents d'hyperstimulation (Rotureau). Plus douce et plus sédative (Filhol) que toutes les autres sources pyrénéennes, la Raillère favorise l'expectoration, dissipe les engouements bronchiques, même dans les cas où sa puissance diffusible semblerait aléatoire (personnes âgées et valétudinaires). Elle sait, à la fois, restituer l'équilibre plastique compromis, supprimer l'élément catarrhal, éloigner l'état congestif, apaiser l'état spasmodique.

Les picotements pharyngo-laryngés traduisent l'activité révulsive (grippe thermale, angine sulfureuse, bronchite cautérésienne, etc.) imprimée aux muqueuses respiratoires. Ils servent de *substratum* à cette doctrine substitutive, tant de fois invoquée, depuis Borde, pour expliquer la cure des bronchites chroniques par leur retour momentané à l'état aigu. Mais cette théorie n'explique pas tout ; elle ne se plie guère aux guérisons de pleurésies et de pneumonies anciennes, non plus qu'à la cure de la tuberculose pulmonaire. Il y a tant d'agents thérapeutiques pour entrer en ligne de compte ! « Nulle part ailleurs qu'à Cauterets (écrit Bertrand, *du Mont-Dore*, peu suspect de partialité, celui-là !) on ne trouve autant de ressources pour varier le traitement et l'accommoder à toutes les nuances des tempéraments morbides ».

Depuis des siècles, la spécialisation de la station s'est nettement affirmée contre la phtisie : « *tabidis amicas suadet ratio, confirmat experientia* », déclare le vieux Borie, qui n'est que l'écho d'une renommée déjà populaire à cet égard.

Aujourd'hui que la curabilité de la phtisie, du moins dans ses deux premières périodes, est devenue un dogme universellement admis, on ne saurait espérer que d'une médication *totiùs substantiæ* la transformation fibro-crétacée capable d'imposer silence au tubercule. Par son climat d'altitude si vivifiant, par ses eaux puissamment toni sédatives, Cauterets s'adresse et aux héréditaires et aux contagionnés. La cure thermale chasse l'hypérémie périluberculeuse, ferme l'ulcère des poumons et tient en respect l'ennemi. Une foule de guérisons, constatées, depuis un siècle, par des observateurs consciencieux, jusqu'au sein même de la grande famille médicale, vient témoigner de son utilité dans la tuberculose pulmonaire, pour amender la bronchite concomitante, enlever aux crachats leur purulence, relever l'appétit et l'assimilation de malades languissants et émaciés, dont elle sait réparer les forces et l'embonpoint et apaiser le système nerveux irrité.

Il faut déconseiller la cure thermale dans les formes avancées, où elle ne ferait guère que *noyer* le peu de vie qui reste (Astrié). La plupart des eaux sulfureuses conviennent surtout aux phtisiques strumeux et torpides, sans lésions cardiaques. Cauterets, plus hémostatique que congestif, est applicable à la pluralité des tuberculeux ; les hémoptysies qu'il sollicite sont toujours de celles que Pidoux appelait *détersives*. Profondément réparatrices de la vitalité et antagonistes de la débilitation, les eaux de la Raillère ont, dans ces dernières années, combattu avec succès, les séquelles de la grippe, les asthénies pulmonaires avec bronchites de l'âge mûr « alors que le cœur fléchit comme moteur, que les artères perdent leur élasticité, et que les reins souffrent de surcharge vasculaire » (Lahilonne).

Les effets constatés sont : diminution de la toux, réapparition de l'appétit, des forces et de l'embonpoint, même dans les catarrhes chroniques des vieillards, où la cure doit être conduite doucement, pour éviter de tarir, brutalement, une sécrétion habituelle. C'est pourquoi les bronchorrhées et dilatations bronchiques sont plutôt justiciables de César. La Raillère est préférable dans les bronchites à streptocoques (Dalton), d'origine influenzique ; dans les pleurésies anciennes, où il importe d'accélérer la résorption des fausses membranes, créatrices des frottements et de l'atélectasie pulmonaire. Les pleurétiques, d'ailleurs, toujours suspects de candidature à la phtisie, devront compter aussi sur les effets généraux des eaux, et surtout sur ce que Pidoux nommait « la recorporation de la post-cure ».

L'asthme, en tant qu'expression de la diathèse arthritique ou herpétique, la dyspnée nerveuse, avec ou sans emphysème, s'améliorent par la médication thermale, substitutive et révulsive, surtout si le client, plus soucieux, avec raison, de sa santé que de ses affaires, consent à faire *deux saisons* de trois semaines, séparées par quinze jours de repos avec simple cure d'air. Pris en quantité, les bains et les douches tonifient la peau, la cuirassent contre le froid et l'humidité. La boisson, les gargarismes, humages et pulvérisations triomphent de l'état catarrhal et de la dyspnée paroxystique. Plus de ces crises de bronchite sibilante, qui entretiennent l'emphysème et l'asthme !

L'altitude, surtout chez les jeunes gens, coopère à la décongestion et à la désobstruction des vésicules pulmonaires. Mais, sauf le cas d'insuffisance cardiaque accentuée et de pression artérielle excessive, on n'intervient activement, contre l'asthme constitutionnel, qu'à l'aide des trois éléments capitaux de la cure thermale : boisson, humage et douche révulsive (Bouyer). Les deux saisons successives éteignent l'éréthisme nerveux et la disposition constitutionnelle. Car l'emphysème et l'asthme, loin d'être des abstractions purement locales, reconnaissent pour cause le lympho-arthritisme, avec atonie des tissus et prédisposition humorale catarrho-congestive. Cet état diathésique est, d'ailleurs, le fauteur de maladies et de lésions plus graves encore ; il nécessite l'amendement intégral du terrain constitutionnel. C'est pourquoi le bain et la boisson, la douche et le humage, priment, ici, toutes les autres applications hydriatiques plus ou moins ingénieuses.

VIII. — LA CURE DES DERMATOSES. — LES AFFEC. TIONS CHIRURGICALES.

C'est dans la cure difficile des dermatoses, que les spécialistes apprécient surtout une tonalité thermale nuancée; Cauterets, par ses variétés de thermalité et de sulfuration, permet, au plus haut point, un traitement graduel. De plus, par son alcalinité, il neutralise l'*origo et fons* de la plupart des dermatoses, l'herpéto-arthritis, Gigot-Suard a démontré la puissance, essentiellement dépurative, des silicates alcalins, qui sont, comme les monosulfures, des antiseptiques intérieurs.

Les bains prolongés de Pause et du Pré exercent une action locale de contact, substitutive dans les dermatoses chroniques. Les douches tièdes à pression faible (Œufs. César) représentent le meilleur topique anti-prurigineux, contre les lichens et les eczémas. Toutes les sources possèdent, sur l'enveloppe humaine, une excellente action vaso-motrice, qui, sans poussée tumultueuse, assouplit les tissus cutanés, rétablit les fonctions exhalantes de la peau et modifie foncièrement ses troubles trophiques. L'excitation se modère, au gré du médecin traitant : elle est toujours favorable, dans les dartres privées de phlogose et d'hétéromophisme; dans les dermatoses sèches ou humides, d'origine scrofuleuse, l'eczéma atonique, l'ecthyma, les impétigos, le pityriasis et le psoriasis. Toutes ces éruptions, souvenons-nous en, sont rarement locales; aussi s'effacent-elles devant une eau dépuratrice et antizymotique, antifermentescible comme l'eau de Cauterets.

En cas d'éréthisme nerveux marqué, on peut recourir aux bains hyposulfités du Petit-Saint-Sauveur ou de l'inoffensif Rieumiset, qui détergent la peau, pallient l'ichthyose et la kératose pilaire, calment les affections herpétiques peu fixes et très prurigineuses. Les bains de la Raillère doivent être réservés pour les léprodermies et les trophonévroses, ainsi que pour le prurit ano-scrotal des hémorroïdaires, contre lequel leur activité est décisive.

Très alcaline et très émolliente par sa richesse en barégine, l'eau du Petit-Saint-Sauveur convient aux sub-inflammations qui requièrent une médication imperceptible, mais à longue portée. L'herpès génital récidivant des deux sexes, les furonculoses, les érythèmes rebelles, menstruels, à répétition, sont aussi ses tributaires. Dans la couperose des arthritiques dysménorrhéiques, il faut plus attendre de l'action interne, anti-diathésique, de Mauhourat, que des lotions et pulvérisations locales, pourtant fort utiles.

On traite encore, à la Raillère, les glossites herpétique, syphilitique ou tabagique, la leucoplasie buccale, les herpès de la gorge, si communs chez les alanguis de la nutrition, l'alopécie séborrhéique, etc. On n'a qu'à éviter tout traitement intensif pendant les périodes subaiguës, ou d'ascension.

Pour le traitement des vieilles blessures, des plaies rebelles, ulcères variqueux, adénites suppurées, fistules etc., Cauterets marche, depuis des siècles, la rivale de Barèges. Ses eaux sont « d'arquebusade », c'est-à-dire détersives et cicatrisantes au premier chef. La chirurgie en faisait, naguère, grand cas, contre les ophtalmies scrofuleuses (Rocher), les tumeurs blanches, luxations anciennes, fausses-ankyloses (douches aux Œufs et au Bois), caries, nécroses, (César, etc.).

IX. — MALADIES UTÉRINES. — NÉVROPATHIE.

La cure de Cauterets accroît la vitalité génitale et corrige les tendances catarrhales et névropathiques des métrites. Frappant à toutes les portes de l'organisme, lorsqu'elle est dirigée avec discernement et avec mesure, elle triomphe des atonies sexuelles, tarit les leucorrhées idiopathiques du lympho-arthritisme, calme les névralgies lombo-abdominales et les hystéralgies, modifie le catarrhe utéro-vaginal et les engorgements et granulations du col, avec ou sans périmétrites et relâchement des annexes.

Quant aux troubles menstruels, aménorrhée de la puberté, dysménorrhée de la ménopause, état congestif crépusculaire, ils sont justiciables des divers établissements de Cauterets (sauf les cas de tendances par trop métrorragiques). Par ses propriétés plutôt sédatives, le Petit-Saint-Sauveur s'accommode surtout des engorgements et érosions, avec névropathie concomitante ; il semble posséder (et de là son nom) une action élective sur les natures impressionnables, qui réclament, avant tout, un traitement antispasmodique. La présence du zinc, dans cette source (Garrigou et Duhourcau) suffit-elle à expliquer ses bienfaits anti-hystéralgiques ? J'en doute un peu. Mais la barégine et l'alcalinité rendent compte de sa valeur onctueuse et décongestionnante, comparable à celle du cataplasme. D'autre part, la présence du fer, du manganèse et de l'arsenic y dénotent un pouvoir de rénovation nutritive, spécial à l'organisme féminin et plus important, à coup sûr, que des modifications structurales aléatoires, vainement recherchées aux thermes.

Dans les métro-péritonites avec adhérences, un douchage local prudent représente, toutefois, n'est-ce pas ? une sorte d'intervention médico-chirurgicale, empêchant l'installation d'infirmités ultimes. Le bain du Petit-Saint-Sauveur (avec spéculum grillagé) provoque aussi cette hydrorrhée décongestionnante, qui opère sur la fibre lisse de l'utérus à la manière des topiques à la glycérine.

J'en ai dit assez, pour expliquer comment une charmante clientèle s'installe, chaque année, à Cauterets, pour y renouveler (suivant le conseil de Mme de Sévigné) son bail de vie et de santé. Les coquettes n'ignorent point, non plus, que les bains de cette station adoucissent la peau et la *blanchissent* singulièrement ; déjà, au temps éloigné de Borie, les dames du Béarn utilisaient les conferves glaireuses de Cauterets comme une espèce de fard.

Mauhourat, en boisson, convient au traitement uro-génital des deux sexes : Gigot-Suard et Byasson ont montré son pouvoir lithontriptique et la diurèse rénale avec augmentation des matières azotées qu'elle sollicite (urines copieuses et limpides, charriant de nombreux matériaux solides). La prostatite, le catarrhe vésical des uricémiques, *l'irritable bladder* des goutteux, sont calmés par cette eau sulfosilicatée, qui s'adresse également aux dysuries de cause phosphatique, aux interminables blennorrhées, à la tuberculose uro-génitale du début, etc.

Reconstituantes et anti-arthritiques, les sources de Cauterets attaquent, dans leur étiologie, les affections nerveuses, centrales ou périphériques : névralgies paroxystiques, neurasthénies de la croissance et de la convalescence, épuisement nerveux par les excès, le séjour des pays chauds, les couches répétées. Nos anciens les estimaient fort dans l'hypocondrie, les vapeurs, les mouvements convulsifs. La Raillère et le Petit-St-Sauveur ont, à leur actif, bien des améliorations d'irritations spinales, *tabès* au début, atrophies musculaires, chorées rhumatismales, hyperesthésies cœliaques et pneumogastriques, hémiplégies incomplètes (sans travail irritatif encéphalique). Le Rocher convient surtout aux hyperesthésiques et le Pré aux asthéniques : les réactions nerveuses s'obtiennent par les bains, douches, etc., dont il faut savoir, selon les cas, varier la source, le degré, la forme ou la force. Les névropathes ont souvent besoin de deux saisons, avec un intervalle de repos ; pour atteindre et déraciner leurs misères, il faut, en effet, régénérer leur constitution, et renouveler ses éléments primordiaux; centraliser, en un mot, vers la nutrition interstitielle, les éléments modificateurs et curatifs de l'hydrologie. Ici, surtout, l'air pur et vitalisé, la vie calme, exempte des énervements urbains, contribueront à la consolation naturelle de l'âme inquiète et au rétablissement de l'organisme ébranlé.

X. — UN MOT SUR LES EAUX TRANSPORTÉES

« Nos eaux, disait Bordeu, sont comme les fils de nos montagnes ; elles ne quittent pas volontiers leur patrie. » Toutefois, depuis un siècle, les progrès de l'embouteillage ont prouvé les faibles altérations subies par les sources de Cauterets, si fixement minéralisées au sein des roches granitiques. César et la Raillère, notamment, perdent fort peu de leur sulfuration, même débouchées et tenues en vidange (Duhourcau). Cette stabilité est due aux silicates alcalins, à l'absence des bicarbonates et des acides sulfhydrique et carbonique: grâce aussi à leur sulfuration moyenne, elles ne voient pas, comme tant d'autres, une partie de leur principe actif s'exhaler dans le transport, pendant que l'autre se précipite le long des parois de la bouteille. Elles constituent, pour Lefort et Filhol, le type le plus parfait des sulfureuses *transportables*.

Si, d'ailleurs, les eaux transportées ne produisaient, (en miniature, il est vrai) les effets médicateurs obsesvés aux griffons, en exporterait-on, annuellement, des centaines de mille bouteilles? Ce succès ne s'expliquerait guère, s'il s'était agi d'ajouter, à l'encombrement des pharmacies, un médicament de plus: mais la personnalité synthétique d'une eau naturelle est inimitable et ses ressources curatives ne sauraient être jamais suppléées par le laboratoire.

La Raillère, César et Mauhourat sont les plus demandées. La Raillère s'ordonne dans la chlorose, le lymphatisme, les congestions pulmonaires, arthritiques ou non, qui précédent la phtisie : les laryngites, angines, etc. (progressivement, d'un quart de verre à trois verres par jour). César est usitée contre les bronchites confirmées. récentes ou chroniques, l'asthme, l'emphysème, les granulations, les dermatoses humides (herpés, eczémas). Antifermentescible et antiseptique, elle s'emploie aussi, à domicile, en pulvérisations, gargarismes et compresses (à l'intérieur, un à quatre verres par jour). Mauhourat, désulfurée et silicatée sodo-magnésienne, rend de réels services contre la pléthore veineuse, les hémorroïdes, la congestion hépatique, la goutte, le rhumatisme, etc... Cette eau reconstitue le tube digestif et s'adresse merveilleusement à toutes les phases, protéiformes, de la diathèse urique: fluidifiante et résolutive, neutralisante et éliminatrice, l'eau de Mauhourat constitue l'eau de table favorite de tous ceux, hélas ! légion, qui font habituellement trop de recettes et pas assez de dépenses.

TABLE DES MATIÈRES

FORMULAIRE

DE

MÉDECINE PRATIQUE

PAR LE

Dr MONIN

Secrétaire général de la Société française d'Hygiène, chevalier de la Légion d'honneur, officier de l'Instruction publique, etc.

Un volume in-12 de 700 pages, cartonné à l'anglaise. Prix..... **5 fr.**

Ce volume de 700 pages, élégamment relié, comprend « tout ce que la médecine contemporaine renferme d'utile et d'applicable à la guérison des malades ». *C'est le plus complet et le plus commode à consulter des formulaires :* il est classé par ordre de maladies. Ainsi s'explique le succès croissant et durable de ses éditions successives, aussi bien auprès des médecins-praticiens que du public intelligent.

Envoi franco, contre un mandat-poste de **5** *francs, adressé à M. le Directeur de la Société d'Éditions scientifiques, 4, rue Antoine-Dubois, place de l'École-de-Médecine, PARIS.*

Châteauroux. — Imp. P. Langlois et Cie.

248

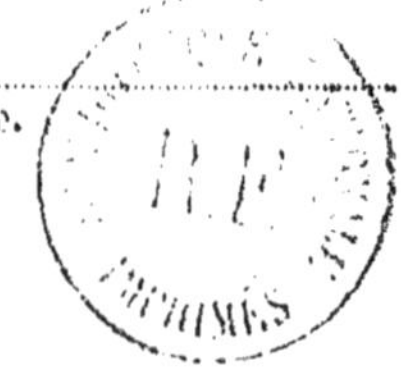

BARATOUX (Dr J.). — **Guide pratique pour l'examen des maladies du Larynx, du Nez et des Oreilles.** In-12 de 335 pages, avec gravures dans le texte et un atlas de 186 figures. Prix.................... **6 fr.**

— **Guide pratique pour le traitement des maladies de l'oreille.** In-18 raisin, cartonné à l'anglaise............................ **3 fr.**

BIANCHON (Dr Horace). — **Nos grands médecins d'aujourd'hui.** Préf. de Maurice de FLEURY. — Un volume de luxe in-8° de 500 pages, sur beau papier orné de magnifiques portraits en sanguine....... **10 fr.**

— **Les Causeries de Bianchon,** avec préface de H. LAVEDAN. Un beau volume de 400 pages environ. Prix.................... **4 fr.**

DAUCHEZ (Dr H.), ancien chef de clinique de la Faculté. — **Memento formulaire de poche de posologie et thérapeutique infantiles,** avec une préface de M. le Dr FERNAND, médecin de l'Hôtel-Dieu, in-16 Jésus de 96 pages, broché, **2 fr. 50,** relié cuir souple............ **3 fr. 50**

DUPOUY (Dr Edmond), ancien interne de Charenton et des Asiles d'aliénés, Lauréat de la Société médico-psychologique. Prix Esquirol et Prix Aubanel. Un volume in-12 de 372 pages, 2e édition. **Le Moyen Age Médical.** Prix.................... **5 fr.**

    Première partie. — **Les Médecins au Moyen Age.**
    Deuxième partie. — **Les grandes Epidémies.**
    Troisième partie. — **La Demonomanie au Moyen Age.**

FOURNIER (Dr H.). — **Hygiène de la peau et du cuir chevelu.** — In-18 Jésus de 160 pages. Cartonné. Prix.................... **3 fr.**

    Il n'existait pas de guide sérieux jusqu'ici. Ce volume dû à la plume autorisée de l'éminent praticien, sera lu avec le plus grand profit.

GARRULUS (Dr E.). — **Les Gaîtés de la Médecine.** Volume capable de dérider les fronts les plus soucieux. In-12 de 338 pages. Prix. **4 fr.**

GRELLETY (Dr L.). — **Questions professionnelles.** Causeries pour le médecin. Deuxième série. 1 vol. in-12 de 262 pages............ **4 fr.**

LAFAGE (Dr J.). — **Un médecin de campagne au XIXe siècle.** Un volume in-18 de 75 pages.................... **2 fr.**

MONIN et DUBOUSQUET-LABORDERIE (les D^{rs}). — **Précis élémentaire d'hygiène pratique.** Un volume écu de 475 pages Prix........ **6 fr.**

MONIN (Dr E.) Secrétaire général de la Société française d'hygiène, chevalier de la Légion d'honneur, officier de l'instruction publique, etc., etc. — **Hygiène et traitement curatif des troubles digestifs.** Prix.................... **4 fr.**

MONIN (Dr E.). — **Formulaire du diabète.** In-18 de 428 pages, cartonné. Prix .... **3 fr.**

MONIN (Dr E.) Hygiène et traitement des maladies de la peau. In-18 de 160 pages, cartonné. Prix.................... **3 fr.**

MOREAU DE TOURS (D^r). — **Les Excentriques ou déséquilibrés du cerveau.** Vingtième volume de la Petite Encyclopédie médicale. Collection in-18 raisin, cartonné à l'anglaise. Prix.................... **3 fr.**

NOGUÉ (Dr Raymond). — **Formulaire spécial de thérapeutique infantile,** avec préface de M. le Dr Variot, médecin des hôpitaux. In-18 de 650 pages, cartonné.................... **6 fr.**

    En offrant au public ce Formulaire, le Dr Raymond Nogué a voulu mettre entre les mains de tout praticien un guide précis et sûr de thérapeutique infantile.

PEINARD, docteur en médecine de la Faculté de Paris, membre de la Société des Contribuables. — **De la Profession Médicale en France au XIXe siècle** .... **3 fr. 50**